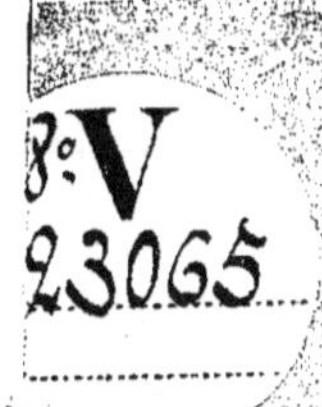

DE L'OPPOSANT

APPAREIL SPÉCIAL DE GYMNASTIQUE

APPLICABLE AU TRAITEMENT DES MALADIES

à la gymnastique d'école et à la gymnastique de chambre

SA COMPOSITION, SES VARIÉTÉS, SES EMPLOIS,

LES ÉPREUVES QU'IL A SUBIES

SON INTRODUCTION DANS LES HOPITAUX. — ADOPTION

COMME MOYEN DE TRAITEMENT PAR LA POLICLINIQUE DE PARIS.

SA SITUATION ACTUELLE DEVANT L'ÉCOLE

DEVANT LES MALADES, ET DEVANT LA FAMILLE

PAR

J. L. PICHERY

Prix : 1 fr. 25

PARIS

<table>
<tr><td>AU GYMNASE PICHERY
MAISON DE FABRICATION
DE TRAITEMENT ET DE VENTE
47, RUE DELABORDE</td><td>A LA LIBRAIRIE SCIENTIFIQUE
4, RUE ANTOINE-DUBOIS</td></tr>
</table>

DE L'OPPOSANT

SA COMPOSITION, SES VARIÉTÉS

SES EMPLOIS

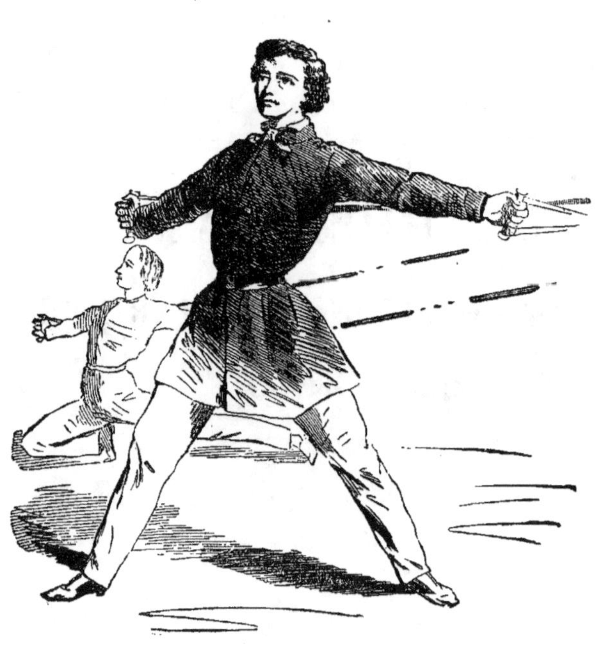

DE L'OPPOSANT

APPAREIL SPÉCIAL DE GYMNASTIQUE

APPLICABLE AU TRAITEMENT DES MALADIES

à la gymnastique d'école et à la gymnastique de chambre

SA COMPOSITION, SES VARIÉTÉS, SES EMPLOIS,
LES ÉPREUVES QU'IL A SUBIES
SON INTRODUCTION DANS LES HOPITAUX. — ADOPTION
COMME MOYEN DE TRAITEMENT PAR LA POLICLINIQUE DE PARIS,
SA SITUATION ACTUELLE DEVANT L'ÉCOLE
DEVANT LES MALADES, ET DEVANT LA FAMILLE

PAR

J. L. PICHERY

———

Prix : 1 fr. 25

———

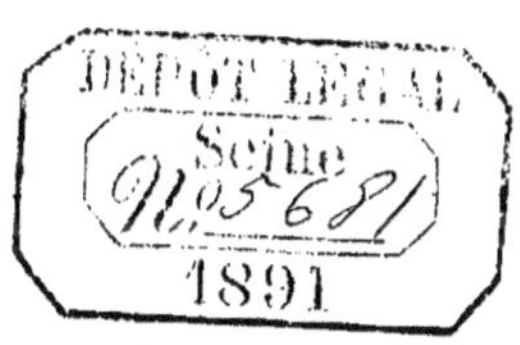

PARIS

<table>
<tr><td>AU GYMNASE PICHERY
MAISON DE FABRICATION
DE TRAITEMENT ET DE VENTE
47, RUE DELABORDE</td><td>A LA LIBRAIRIE SCIENTIFIQUE
4, RUE ANTOINE-DUBOIS</td></tr>
</table>

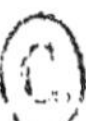

Nombre de médecins et de gens du monde me demandent une notice sur l'**opposant**, qui relate brièvement les propriétés de cet appareil, ses avantages, et des renseignements sur les résultats obtenus par son emploi.

L'**opposant**, par la multiplicité des moyens qu'il présente, peut s'appliquer à tous les cas qui réclament la pratique de l'exercice, qu'il s'agisse d'hygiène, de traitement médical, ou du développement des enfants ; et satisfaire aux différents degrés d'intensité et de vitesse, de ménagement ou d'énergie réclamés par l'état du sujet.

Il est applicable aux deux sexes, à tous les âges et dans les différents états de faiblesse ou de force, de santé ou de maladie ; son usage peut être limité à un individu déterminé ou s'étendre à plusieurs, suivant la force dont ils peuvent disposer.

Dans la pratique ordinaire des exercices d'hygiène, l'opposant se compose de deux paires de chaînes pour l'usage d'un même individu, formées de ressorts à boudin, qui fournissent comme deux opposants distincts, l'un fort, pour faire exercer la masse des muscles puissants du dos ; l'autre faible, pour faire fonctionner les fléchisseurs de la partie antérieure du corps, et, par action réflexe, les viscères contenus dans les deux grandes cavités (thorax et abdomen). Chaque paire est accrochée au plafond. L'exécutant, saisissant les poignées fixées à l'extrémité de l'opposant, s'exerce, selon sa force et selon la méthode que j'ai indiquée dans la *Gymnastique des écoles* (1), où sont décrites les applications en général des différents exercices faits à l'aide de l'opposant.

Pour les exercices collectifs, on dispose dans une salle affectée à la gymnastique autant de doubles paires d'opposants qu'on veut faire exercer de personnes ou d'enfants en même temps.

Au point de vue scolaire, l'enseignement des exercices faits à l'aide de l'opposant ne réclame de la part du maître aucune des qualités physiques spéciales qu'on rencontre habituellement chez les professeurs de gymnastique. Chaque exercice est simple et d'une exécution facile. Aidés de la méthode, les enfants et les malades peuvent être sans danger livrés à eux-mêmes ; dans aucun cas, il n'ont d'effort à faire au-dessus de leurs moyens ; ils n'ont à supporter aucune charge, et ne sont exposés à aucune secousse ou rétraction brusque. On peut leur faire recommencer plusieurs fois de suite, avec des repos, les mêmes exercices ou les varier, leur faire exécuter en tous points une ordonnance du médecin ou suivre dans l'hygiène le chemin tracé par la méthode.

Une des propriétés bien tranchées qui caractérise l'opposant et lui fait une place à part parmi les nombreux instruments employés dans la gymnastique générale, c'est que l'exécutant, au lieu de porter l'instrument mis en mouvement, s'en sert comme de support, sur lequel il s'appuie

---

1. *Gymnastique des Écoles, adoptée par le Conseil municipal de Paris. Système de l'opposant.* 1 vol. in-8° avec gravures. Paris, Bibliothèque scientifique et médicale, 1890, 4, rue Antoine Dubois et à la maison de abrication, rue Delaborde 47.

dans toutes ses manœuvres; après l'action, le sujet est ramené sans effort par une progression descendante de la position déclive à la position statique ou verticale. Il résulte de ce fait que l'intégralité des forces de l'exécutant peut être employée dans la proportion et sous la forme prescrite par le médecin, et qu'il est facile d'interpréter dans le meilleur sens l'intention formulée dans la théorie par l'auteur du *Manuel*.

Le secours que le jeune enfant tire de cette propriété lui facilite les évolutions et lui donne une grande stabilité, et par suite, une confiance qui lui permet de s'abandonner, de se livrer comme d'instinct à ses exercices. Il en éprouve un contentement qui rayonne sur tout son être et lui donne l'aspect bien vivant d'une santé généreuse.

Les engins à puissance variée qui semblent faire concurrence à l'opposant dans la gymnastique de chambre sont : le chariot, les armoires et le caoutchouc; leur mode d'action fournit une progression, descendante dans le travail et une rétraction brusque dans la cessation de l'effort, qui oblige l'exécutant à se mettre en garde contre des effets intempérés qui l'inquiètent, divisent ses forces, apportent un trouble dans l'exercice et donnent lieu à de fréquents accidents. Un médecin prudent hésitera à ordonner l'emploi d'une manière générale de ces instruments, mal définis, venus au hasard et qui ont pris place sur l'étalage des marchands. Si pour une cause quelconque il se trouve obligé de faire usage de l'un d'eux, il devra en indiquer les dangers, et les précautions à prendre.

La gymnastique suédoise créée par Ling, appliquée au traitement des maladies, a obtenu dans les contrées du Nord un succès éclatant et mérité. Son manuel, accepté sans résistance sous la direction pleine de sollicitude du maître.

n'a pas été accueilli chez nous avec la même faveur ; certaines singularités de formes ne pouvaient s'accorder avec nos susceptibilités.

Les manœuvres qui font la base de ce système réclament, dans la plupart des cas, le concours du médecin ou d'une personne étrangère; elles sont divisées en deux grandes parties très simples, la première dite active est exécutée par un aide, et la seconde, qu'on a appelée à tort passive, est supportée par le patient, lequel doit résister à l'effort.

Cette nécessité d'avoir à sa disposition, chez soi, un étranger, sorte de régulateur qui gouverne et règle les mouvements, amène des complications qui rendent ce mode de traitement très difficile à appliquer, à enseigner, à répartir.

Devant ces obstacles, le médecin demeure embarrassé ; il hésite à se charger de la lourde tâche de former des aides.

Il n'est pas facile de trouver des hommes faits, possédant les connaissances médicales nécessaires, ainsi qu'une conduite, une tenue et une éducation telles qu'on puisse les présenter dans les familles; il craint de se trouver envahi, d'être obligé de passer trop de temps auprès d'un seul malade. Telle maladie pouvant réclamer la répétition des exercices dix fois, quinze fois par jour. Il suffirait d'un ou deux névropathes comme le comte de G..... dont j'ai parlé dans la méthode, pour occuper deux aides, un de jour et un de nuit. Il ressort de cette difficulté, que ce système ne peut être pratiqué que par les gens de beaucoup de fortune et pour lesquels l'argent n'a pas de prix.

Il vient s'ajouter à ces remarques d'autres considérations nombreuses assez longues à énumérer, qui apportent avec elles l'indécision et le doute, et rendent le médecin irrésolu, plus hésitant : à savoir si la route à suivre est bien

tracée : ces maladies, souvent obscures, sont, par suite
négligées ; elles abondent et on les cherche. Elles portent le nom général d'affections chroniques, et l'épi-
thète d'incurables qu'on y ajoute semble les exclure de
toute espérance d'amélioration. Leur marche est lente et
les modifications qu'on obtient peu apparentes. Les sujets
sont mous et soumis à toutes les variations atmosphériques ;
ils éprouvent pour la lutte à entreprendre un empêchement
d'autant plus grand que cette lutte est plus nécessaire ; il
faut les soutenir, leur forger une volonté. Le traitement
effectif n'aura lieu, ne sera rempli qu'à cette condition, et
il faut, pour cela, que le médecin qui entreprendra par la
persuasion le traitement d'un malade, soit bien convaincu
de la nouvelle doctrine ; il faut qu'il soit au-dessus de ce que
l'on peut préjuger de ses conseils et qu'il ne s'imagine pas
qu'on puisse lui reprocher d'inventer des moyens nouveaux
pour augmenter ses visites. Quant au malade, tiendra-t-il pour
vraie cette maxime de la nécessité indispensable d'un exercice quotidien destiné à ranimer ses forces disparues, et à lui
apporter progressivement la santé et la vigueur. Le praticien
pourra-t-il dire à son malade qu'il a un mauvais tempérament,
qu'il doit s'accommoder avec la douleur, lui laisser entre-
voir la perspective d'une vie tourmentée, morose et chagrine,
et, par dessus tout, qu'il est condamné à subir la chose qu'il
abhorre le plus, l'exécution d'exercices quotidiens ? Il est indispensable au médecin d'entrer de plain pied dans cette voie ;
il doit la poursuivre et imposer sa volonté au malade. S'il
n'y réussit pas, n'est-il pas à craindre qu'il n'abandonne sa
nouvelle doctrine pour pourvoir aux nécessités de la vie et
pour éviter de compromettre sa position à tout jamais ?
Aura-t-il le courage de se plier aux circonstances, comme
font les hommes vraiment forts, pénétrés de leur idée,
comme l'était par exemple Duchenne de Boulogne ; son appareil d'électricité était pour lui l'*objet précieux* ; il le prépa-

rait et le portait lui-même pour aller électriser ses malades.

Quant aux préjugés de l'École, Duchenne de Boulogne en
était affranchi, protégé par le livre qu'il a publié et qui a
été longtemps le *vade mecum* des électriciens. Mais chaque
médecin ne peut avoir à son actif une protection aussi effi-
cace,et alors,celui qui se présentera sans appui ne sera-t-il
pas confondu malignement avec la catégorie d'individus
qui s'occupent exclusivement d'éducation corporelle? Et
enfin, obtiendra-t-il le succès qui, justifiant toutes les
audaces, absout et grandit?

Cet ensemble de faits et de causes inhérents à un régime
de compromissions, de gêne, d'embarras, d'amour-propre
et de craintes, n'arrêtera-t-il pas les jeunes hommes de
bonne foi qui s'efforcent à trouver les plus simples et les
meilleurs moyens de procurer des soulagements à leurs
malades? N'ébranlera-t-il pas les plus résolus? Lequel osera
faire table rase de tous les préjugés vaniteux partagés par
les gens du monde,appuyés et soutenus par la faiblesse et le
manque d'énergie des sujets? Le médecin qui a su se rendre
favorable la pratique de la médecine spéculative qui a si
bien terrassé à l'aide de ses bocaux la médecine naturelle, a
beau jeu; plus son malade a besoin des secours d'une bonne
hygiène et surtout d'exercices, plus ce malade éprouve
d'éloignement pour le mouvement.Le médecin n'a qu'à flatter
son indolence, à varier sa médication, et, en même temps,
à petites doses, lui faire suivre une hygiène de mouvement
sous une forme déguisée. Mais tout a une fin; après avoir
épuisé les panacées pharmaceutiques, les transports en
chemin de fer d'une station balnéaire dans la plaine à une
excursion dans la montagne,le malade rentre au logis. Ces
procédés produisent toujours quelques bons effets, ils sont

goûtés des malades. Pendant huit jours, l'excursionniste vit
d'un renouveau qui le meut en quelque sorte ; il va visiter ses
amis et ses voisins ; il raconte les incidents de son voyage,
décrit les sites qu'il a parcourus. Ces récits servent d'aliments
à son imagination et le soutiennent. Après ce temps, aux
premières intempéries, il retombe dans le marasme ; sa nature est restée la même, elle n'a subi aucun changement ; il
suit le même régime qu'auparavant, absorbant la pastille ou
le sirop qui jouit de la faveur du jour. Les malaises, les
douleurs ne tardent pas à reparaître, la moindre impru-
dence dans les sorties, le moindre excès de table peuvent
amener des refroidissements, des troubles digestifs, des congestions dont les conséquences s'aggraveront par le régime
du lit.

Il y a un fait notoire : une forte portion, presque la majo-
rité des gens aisés passent la seconde partie de leur vie,
la plus riante et la plus riche, celle où tout est acquis, intel-
ligence et fortune, dans un état souffreteux et morose qui
assombrit leur existence. Toutes les tentatives ont été faites
à cet égard, et les patients continuent d'endurer leurs souf-
frances. L'exercice persistant et proportionné mis en rapport avec la délicatesse de nos mœurs et notre manque
d'énergie, modifié selon la variété des pressions atmosphériques, peut leur fournir un mode de vivre qui, s'il n'est pas
la santé parfaite, sera au moins tolérable et leur permettra
de travailler encore et de prendre part aux joies de la vie
commune. C'est à la réalisation de l'emploi de ce moyen que
tendent tous nos efforts.

Le médecin, nous l'avons dit plus haut, doit exposer à son
malade la nouvelle tâche à entreprendre. Cette tâche n'a
rien de redoutable ; elle n'est point pénible : elle consiste

généralement à exécuter des pressions et des tractions d'une
façon déterminée avec soin. L'effort à produire pour arriver
à obtenir une circulation plus active ne demande pas à
s'élever au-dessus d'une moyenne de 4 kilogrammes, et la
vitesse à employer pour l'exécution d'un mouvement, de
deux secondes environ. Un mouvement dans la pratique est
recommencé quatre ou cinq fois dans la durée d'une minute.
Ces mouvements s'exécutent alternativement avec la main
droite et la main gauche, de sorte que le premier exercice
représente vingt ou vingt-quatre secondes de travail effectif et de trente à trente-six secondes de repos. Après ce
premier travail, l'exécutant prend un repos de deux ou trois
minutes, puis recommence cinq ou six fois consécutivement
cette première manœuvre, en observant les mêmes intervalles. Cette première partie exécutée, le patient prend un
repos de dix minutes, après lequel il recommence de nouveau l'exécution d'une même série de mouvements. L'ensemble de ces deux séries constitue une séance.

Selon l'état du malade ou de la hauteur barométrique, on
peut apporter des modifications dans l'exécution des mouvements, ajouter une série ou retrancher un mouvement sur
les cinq indiqués. La présence plus ou moins abondante de
la synovie guide l'opérateur, ce que l'on reconnaît dès la
première séance. Si cette séance a été suffisamment ménagée,
le malade n'éprouvera plus les mêmes répugnances pour se
mouvoir ; il fournira inconsciemment l'indice d'un mieux
relatif, d'une accélération du mouvement circulatoire.

Juste au moment voulu, mesuré, il se lèvera et viendra
de lui-même recommencer les nouveaux exercices qui
lui auront été indiqués. La calorification générale obtenue
aura amené une dilatation des nerfs et amoindri en proportion
les douleurs spasmodiques et l'endolorissement des membres.

Après un certain temps d'exercices suivis, les sécrétions du névrilème, ou enveloppe de nos nerfs, diminuées, affaiblies auparavant, occasionnaient une déperdition de l'élément nerveux qui n'était plus suffisamment protégé contre les effets extérieurs, cause de l'état de crampe ; elles deviendront plus abondantes, et donneront à l'action nerveuse un cours plus normal. Pour obtenir ce résultat, il est absolument nécessaire d'éviter les efforts précipités ou trop longtemps poursuivis qui ne concorderaient pas avec les moyens digestifs et l'état de sécrétion ; la moindre dépense hors de proportion pourrait raviver les douleurs et en provoquer de nouvelles. Les mouvements doivent s'exécuter dans le sens des axes ; une oblitération peut déterminer une crampe ou un frottement sur une surface articulaire. A l'état aigu, si le médecin veut essayer d'atténuer, d'endormir la douleur, il aura recours aux pressions, aux inspirations répétées, à des frictions douces dirigées de la périphérie au centre, de bas en haut, dans le sens du cours du sang veineux, et à des contractions infiniment faibles. dans l'extension.

Toutes les difficultés que nous avons fait voir et les appréhensions qui en résultent disparaissent avec l'emploi de l'opposant qui fait l'objet de ce travail. Toujours présent et toujours prêt, l'opposant n'apporte avec lui ni embarras ni recherches ; l'ordonnance du médecin à son endroit peut être variée, elle sera suivie, rendue avec fidélité ; aucune considération de temps, de lieu, de frais ne vient s'interposer. L'opposant est un instrument docile et correct, doué de qualités qui lui sont propres. Il redresse les écarts et dose l'effort, il n'est pas encombrant, on peut le placer à peu près partout, choisir pour faire les exercices qu'il procure l'endroit le plus commode dans l'appartement ; son prix d'achat n'a rien d'exagéré. Et enfin, avec lui, le praticien n'a aucune déconvenue à redouter, il pourra suivre son malade, modifier chaque jour ses prescriptions, faire exécuter tel mouvement autant de fois par jour qu'il le croira utile.

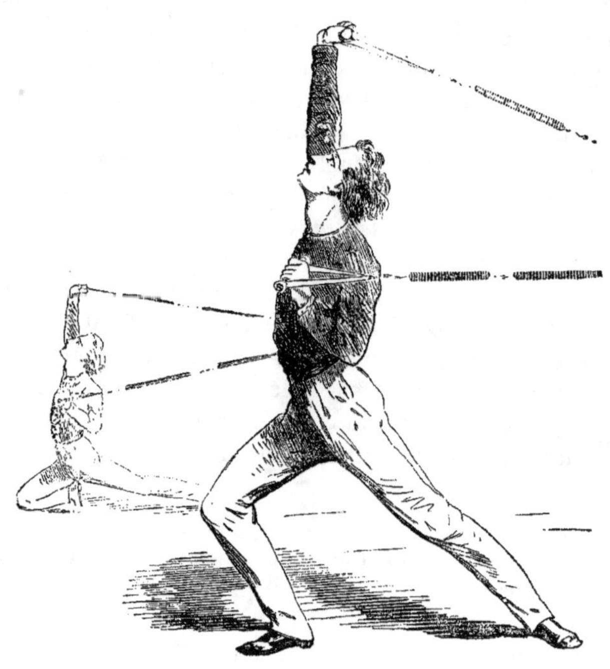

En consultant la méthode de l'opposant, il y trouvera des indications variées, suffisantes pour le guider.

Pour les cas qui réclament une grande expérience et qui pourraient soulever quelques doutes dans l'attitude à observer, dans l'intensité ou dans la graduation des mouvements à faire exécuter, il pourra avoir recours à l'inventeur.

Si le médecin poursuit avec constance les pratiques du mouvement, il y trouvera des rémissions, des améliorations dans des affections et dans des états désespérés qui le dispenseront de l'usage des toxiques, sous quelque forme qu'ils soient employés, lesquels, à la longue, fatiguent les organes et tendent à diminuer en quantité et en qualité la sécrétion des matériaux qui doivent décomposer les aliments et les rendre alibiles.

Le but proposé dans les exercices faits avec l'opposant est, non pas de fatiguer le corps, mais de le cultiver. Cultiver n'est pas travailler, et c'est ce qui fait la supériorité de cet appareil sur les agrès employés dans la gymnastique courante. Il s'adresse à toutes les personnes de la société, depuis les plus faibles jusqu'aux plus robustes. Il est utile à l'enfant, duquel il développe sans fatigue et progressivement les différentes parties du corps ; il est utile à l'adolescent dont il continue à augmenter la force ; il est indispensable à tous ceux qui, soit dans l'industrie, soit dans les carrières libérales, ne peuvent donner à leur corps les exercices dont il a besoin. En examinant l'harmonie générale du corps humain, on y croit sentir comme une tendance poussant un organe à se développer au détriment d'un autre, ainsi qu'un fait analogue arrive pour l'aveugle, chez lequel le sens de l'ouïe paraît hériter des facultés de la vue manquante. On constate de même que si le membre dont on ne se sert pas semble vouloir s'atrophier, celui dont on se sert beaucoup se fortifie en revanche par l'exercice. Il faut donc exercer toutes les parties de son corps pour les tenir dans un équilibre constant et éviter surtout le surmenage, dont les exemples sont fréquents lorsqu'on s'adonne à des travaux ou à des exercices de gymnastique violents, qui ont l'inconvénient de produire des douleurs musculaires et des crampes. L'opposant écarte les malaises par la pratique facile d'exercices proportionnés

et conserve le corps frais et dispos. Il est encore d'une
absolue nécessité pour la jeune fille dont il fera une
femme solide et bien constituée. De même que si, dans les
exercices physiques on fait travailler un muscle unique,
on amène l'asphyxie de l'organe, la fatigue, de même si
l'on fait travailler un groupe de cellules nerveuses, on
amène la fatigue, l'asphyxie de ce groupe de cellules ; fatigue et asphyxie se traduisent par le même phénomène :
production d'acide carbonique et disparition de l'oxygène.
D'où la nécessité d'exercer simultanément et avec méthode
tous les muscles et, partant, tous les organes de la vie ; ce
qui produira un véritable entraînement et permettra un
développement mathématique de toutes les parties du
corps.

L'hypertrophie se manifeste par un excès de production
graisseuse qui ne concorde pas avec la forme académique et
qui apporte une gêne notable aux mouvements volontaires
et à l'exercice des grandes fonctions. Pour amincir ces produits graisseux, il faut les consommer par une série d'exercices appropriés, on obtiendra avec l'opposant le résultat
voulu. Cela est surtout indispensable chez les enfants qui,
digérant plus vite, fixent plus rapidement les matériaux.
Ces derniers s'agglomèrent, sont mal classés, mis en tas,
et produisent des enfants joufflus. Il est donc urgent de
faire exercer l'enfant, dès le bas âge, de façon à obtenir un
ordonnancement plus régulier dans la distribution des
matériaux.

De même pour l'entendement et les travaux intellectuels.
Les produits surgissant à la suite d'un bon exercice,
excellent dans ces conditions. L'idée qui doit en découler,
la propriété que le cerveau a de juger est plus puissante,
le *regard* intellectuel est plus juste.

Enfin, l'opposant sera pour le cas de longévité un auxiliaire sérieux. Quand on fait exercer le corps avec mesure et direction, les mouvements produisent un degré de vitalité se rapprochant de l'état normal et non exagéré. C'est ainsi qu'en entretenant constamment le corps dans un état de souplesse et sans fatigue, on lui conserve ses propriétés générales, dont le résultat est de donner la santé et d'étendre la durée de la vie.

Nous avons dit qu'avec l'opposant on cultive le corps, au lieu de le fatiguer. Par la fatigue, on tue, par la culture, on entretient et l'on fait durer. Telle plante qu'on fait mûrir et dont le cycle se termine à deux mois peut, avec une culture intelligente, être prolongée trois, quatre ou cinq mois. De même le corps humain, si faible qu'il soit, par une culture également savante, peut être prolongé comme durée vitale de plusieurs années, s'il est soumis à un régime convenable et à un exercice en équilibre avec les facultés dont il peut disposer. Nombre de personnes malades, faibles, très faibles même, et condamnées depuis longtemps, se sont vues, grâce à l'emploi de l'opposant, sinon devenir très vigoureuses, mais tout au moins capables de supporter l'existence sans fatigue. Sans l'emploi de ces procédés, beaucoup d'entre elles eussent succombé. De même certains sujets atteints de névroses, d'hystérie d'obésité, d'anémie, de congestions, de chlorose, de gout, te de rhumatisme etc., qui seraient infailliblement morts en restant dans un état d'inertie par l'abus de repos trop prolongés, ont été, non seulement soulagés, mais ont obtenu de notables améliorations même à un âge avancé, par le traitement si simple des exercices de l'opposant.

Il est bon de signaler encore l'importance de l'emploi de l'opposant pour ceux dont le sommeil fuit les paupières. Est-il rien de plus obsédant que de rester des nuits entières sans fermer l'œil?... On se sent fatigué, on voudrait

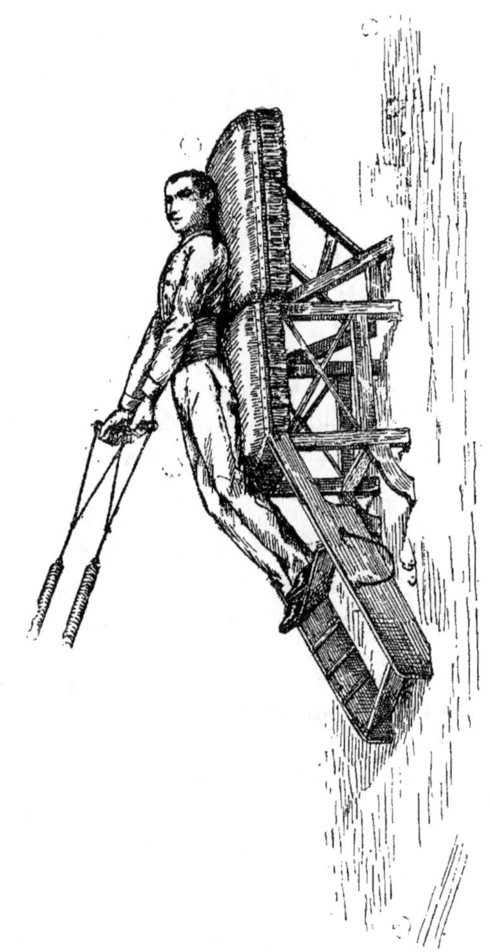

dormir, peine inutile, et cependant le sommeil est indispensable, car l'insomnie entraîne le marasme, qui souvent met fin à la vie de certains malades qui n'ont pas d'autre lésion apparente qu'une déperdition graduelle des forces, une véritable inanition par faute d'assimilation. C'est ordinairement par le manque de sommeil que commence le délire, auquel succède l'embarras gastrique et qui finit souvent par l'aliénation mentale.

Avec l'opposant, dont les mouvements sont mesurés, l'exécutant obtiendra une plus grande quantité de matières alibiles avec moins d'efforts, une assimilation plus près de la normalité et une oxydation plus complète des humeurs, enfin, une hématose plus parfaite qui rendront au système organique la pleine jouissance de ses facultés.

Le système organique a pour mission de débarrasser le sang de la poussière produite par sa consommation. Lorsque la molécule nouvelle de matière alimentaire arrive dans le sang, elle est renfermée dans une gaine. Après sa transformation, cette enveloppe n'est plus qu'un résidu qui gêne la circulation, il faut l'éliminer, de façon à laisser libre l'assimilation et le développement du corps qui ont lieu plus complètement pendant le sommeil. En se livrant aux exercices de l'opposant, une combustion plus régulière et plus parfaite sera obtenue, les poussières du sang seront brûlées et rendues solubles, et par suite, l'appareil circulatoire, débarrassé ainsi de tous les dépôts obstructeurs, fonctionnera régulièrement et laissera la place au sommeil réparateur.

Il en sera de même pour les digestions. Comme on le sait, les aliments introduits par la bouche et mastiqués passent, imprégnés de salive dans l'œsophage et entrent dans l'estomac où ils subissent l'action du suc gastrique. Là ils se transforment en chyme. Ils passent ensuite dans l'intestin où, sous l'influence de la bile sécrétée par le foie et le suc

pancréatique, ils se divisent en aliments nutritifs ou chyle,
et en éléments d'expulsion. Si la chylification est mal faite,
le chyle, destiné à former le sang, s'agglomère dans les vaisseaux et, au lieu de nourrir avec avantage l'organisme,
il s'engage et se dépose dans les vaisseaux lymphatiques, au
lieu d'aller se brûler aux poumons, produisant ainsi le lymphatisme, les ganglions, les abcès, etc.

La digestion a donc pour but de subdiviser les aliments
en *chyle*, c'est-à-dire en matière assimilable destinée à être
entraînée dans le corps, et en *chyme*, c'est-à-dire en matière
destinée à être évacuée. Or, pour arriver à former la *cellule*,
élément essentiel du corps, à créer un sang plus généreux,
il faut que les actes de la digestion aient été complètement
exécutés, que la partie destinée à créer les globules san-
guins ait été débarrassée de ses entraves et que seule, elle
séjourne dans le foie où elle se complète ; les sucs biliaires
et la haute température de cet organe fournissent les
moyens à tous ses composants de se réunir par voie élec-
tive et nous donnent la cellule destinée à entretenir et à re-
nouveler la vie, laquelle, comme dernier terme, reçoit l'oxygène des poumons et passe dans l'organisme. L'enveloppe
cellulaire et les autres matières complètement carburées
et rendues solubles sont naturellement éliminées par
le fonctionnement du système organique rendu plus actif.

En multipliant avec l'opposant les mouvements destinés à
agir sur l'estomac, sur le foie et les viscères de l'abdomen,
on produit une pression modérée qui aide à l'absorption des
sucs de la digestion ; empêche l'accumulation nuisible de
ces derniers dans l'organisme, et facilite par conséquent cet
acte le plus important de la vie proprement dite, la formation du sang dans les meilleures conditions.

Les exercices raisonnés de l'opposant ont une salutaire
influence pour l'adolescence entre la période de 12 à 16 ans ;
ils ont pour but de diminuer tout ce qui peut exciter le sys-

tème nerveux, et par contre, faciliter le passage si souvent terrible de la puberté. Plus tard, de 16 à 20 ans, la continuation de ces exercices empêche l'anémie, causée trop fréquemment, soit par le travail intellectuel ou par le travail à l'atelier. Elle a pour résultat fatal le nervosisme, l'hystérie, la mélancolie et l'aliénation, ou bien encore, le lymphatisme et la tuberculose.

Il faudrait un volume entier pour décrire les avantages que tout le monde peut obtenir avec notre si simple appareil l'opposant. Nous avons dit que la jeune fille peut y gagner, ajoutons encore qu'avec l'opposant, l'obésité si commune chez la femme peut être combattue par des exercices très doux. Il y a des jeunes femmes qui, même à 25 ans ont, des bajoues. En faisant exercer plusieurs fois par jour les différents muscles de la face, on arrive sûrement à faire disparaître ces excroissances disgracieuses et à ramener chez la femme la régularité des traits et l'harmonie correcte du visage ; on sait combien est néfaste pour une femme de ne pas conserver la rectitude de ses formes ; l'opposant met à sa portée les moyens de se préserver de cette torture. Il appartient aux parents, il est de leur devoir de veiller à l'éducation de leurs filles et d'en corriger les défauts.

Avec l'opposant, on combattra avec succès l'éléphantisme. On rencontre souvent dans Paris des jeunes garçons et des jeunes filles de douze à quatorze ans affligés d'un embonpoint hors de toute proportion, qui pourraient être traitéss sans fatigue réelle et ramenés à un état normal. L'on compte aussi beaucoup de jeunes hommes et de jeunes femmes dans ce cas, état qui présente, outre l'ennui et la gêne d'une difformité, de nombreux accidents, la plupart dangereux. Les cas récents de surdité seront combattus efficacement par l'opposant avec le concours de pressions locales simultanées, précédées et suivies de légères frictions.

Malgré la simplicité de sa composition et de son mode d'action et malgré les succès constants obtenus dans les différents genres d'emploi dans lesquels il est appliqué, l'opposant n'a pas conquis sans luttes la place honorable qu'il occupe aujourd'hui ; il a eu des intéressés à combattre, des incrédules à convaincre et la masse des indifférents à persuader. Il se présente aujourd'hui entouré des meilleurs répondants.

A Bicêtre, depuis la fin de 1879, la gymnastique de l'opposant forme l'un des éléments d'instruction employés par M. le Dr Bourneville dans le service des enfants idiots, arriérés, épileptiques, qu'il a créé de toutes pièces. Non seulement les différents exercices qui constituent ce système de gymnastique contribuent au développement physique des enfants idiots et arriérés, mais ils contribuent encore à leur éducation : « Ils permettent d'apprendre aux enfants à mieux saisir les objets, à bien opposer le pouce aux autres doigts (préhension des objets), à comprendre et à exécuter certains mouvements : en position, en avant, en arrière, assis, debout, etc., etc. » Chaque année, dans le compte rendu de son service, M. Bourneville rappelle les bons résultats que lui procure l'usage quotidien de la gymnastique de l'opposant. Aussi s'est-il empressé de recourir de nouveau à M. Pichery quand il s'est agi de pourvoir à l'installation de la Fondation Vallée, annexe de sa section de Bicêtre, consacrée aux filles.

Il est employé à l'école Braille par les jeunes aveugles.

La direction de l'enseignement primaire en a fait l'application dans ses écoles, partielle d'abord, puis sur de gran-

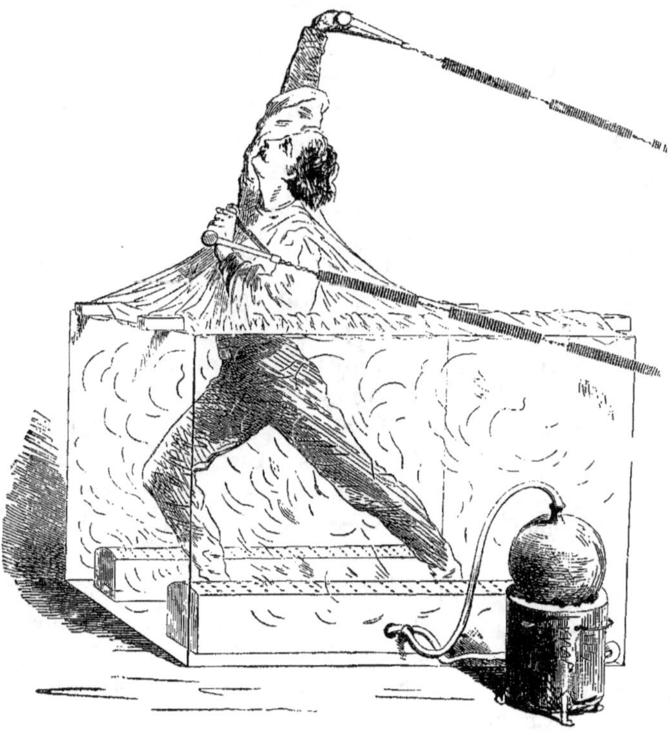

des proportions. Les rapports officiels que nous reproduisons à la fin de cet opuscule lui sont tous favorables.

On verra plus loin que l'opposant est employé avec succès dans nombre d'écoles municipales de Paris, à l'hospice de

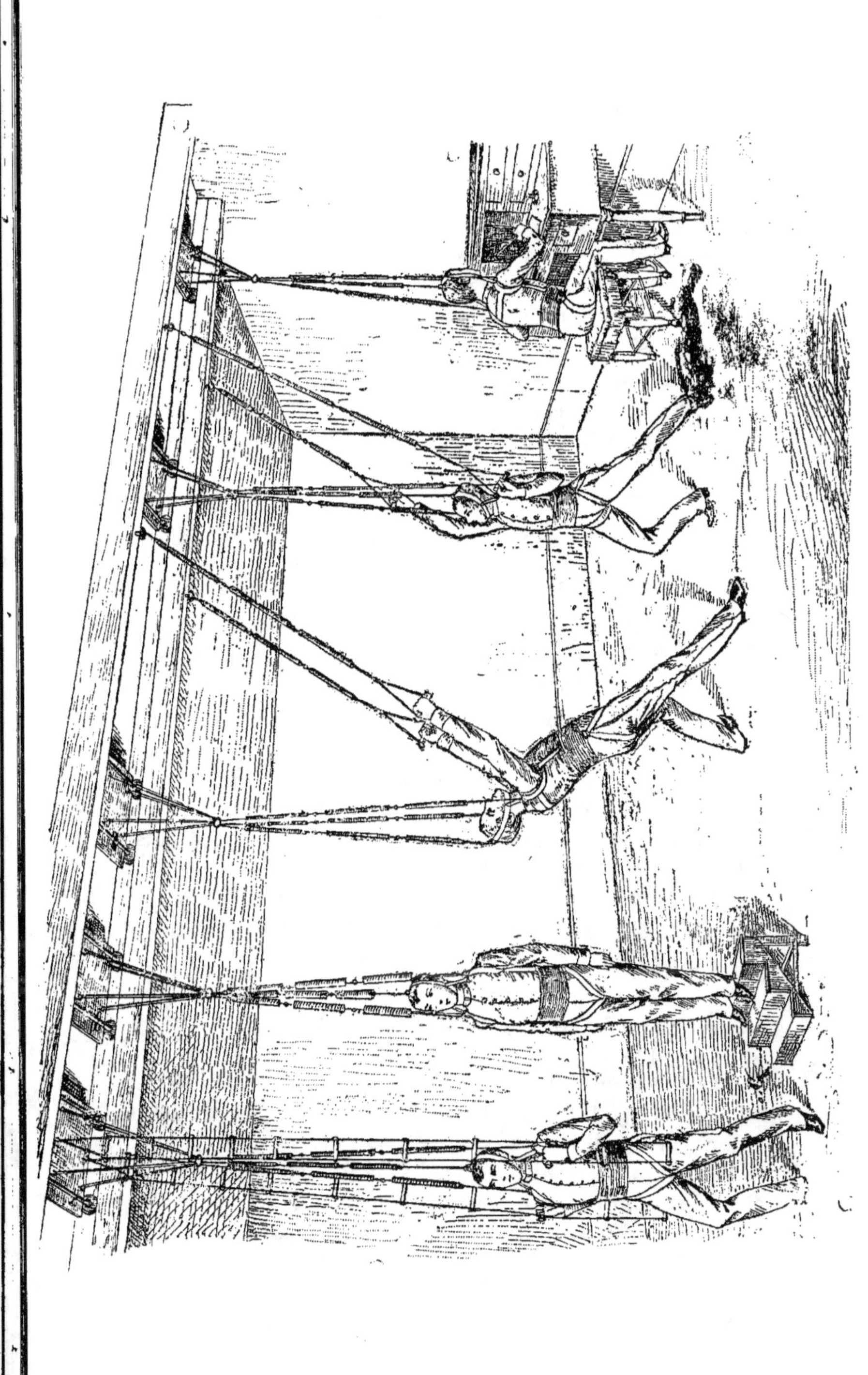

Bicêtre et à l'hôpital Cochin, et dans la dernière séance de son comité directeur, la Policlinique de Paris, sous la présidence de M. Jacques, député, ancien président du Conseil général du département de la Seine, président de la Policlinique, assisté de M. le comte de Beaufort, secrétaire général de la *Société française de secours aux blessés*, présidée par le maréchal de Mac-Mahon a, sur la propostion d'un de ses membres, décidé d'adopter l'opposant comme moyen de traitement.

Le Conseil municipal a nommé plusieurs commissions chargées d'examiner ce système et a voté les fonds nécessaires pour son application.

En accueillant la méthode de M. Pichery, la commission municipale, dans ses conclusions, s'attache à faire ressortir les avantages que les jeunes élèves retirent de ces procédés, au point de vue de l'hygiène ; au point de vue thérapeutique, cette méthode qui avait déjà été jugée très favorablement par M. le Dr Bourneville, dans l'*Année médicale*, a reçu une nouvelle sanction scientifique dans l'article suivant du *Bulletin de Thérapeutique* qui est la reproduction des brillantes leçons professées à l'hôpital Cochin, par M. le Dr Dujardin-Beaumetz, membre de l'Académie de médecine.

Bulletin de Thérapeutique du 30 mai 1887.

« La gymnastique avec appareils comprend un grand nombre de variétés. Tantôt ces appareils sont fixes, tantôt ils sont mobiles, tantôt ils sont élastiques, tantôt, au contraire, ils sont mus automatiquement. » En tête de cette gymnastique avec appareils, je placerai la gymnastique dite de l'opposant dont vous pouvez voir dans nos salles de nombreuses applications. C'est Pichery qui en est le créateur

« Frappé des avantages que procure la méthode de Ling, Pichery (1) a voulu rendre cette méthode applicable à tous, en substituant à la méthode du professeur Ling, qui s'oppose aux mouvements, des chaînes élastiques composées de ressorts à boudin qui tendent à ramener les membres qui y sont appliqués, à leur position primitive. On comprend facilement que l'on puisse varier les différentes tractions à exécuter sur les chaînes élastiques, de manière à faire mettre en jeu presque tous les groupes musculaires.

« Cette gymnastique de l'opposant a ce grand avantage d'occuper peu de place et de pouvoir être mise dans toute espèce de chambre. Elle peut même, comme vous pouvez voir sur ce lit, être appliquée au lit même du sujet, de manière à permettre aux malades qui ne peuvent se lever d'exécuter des mouvements des différents membres. Enfin, cette gymnastique permet aussi de régler l'effort que peut faire chaque malade.

La gymnastique de l'opposant est donc une excellente gymnastique médicale qui, si elle n'a pas la rigueur de la gymnastique suédoise proprement dite, présente sur cette dernière, cet énorme avantage, qu'elle ne nécessite pas la présence d'un professeur pour chaque malade et qu'elle peut, dans certaines circonstances, être exécutée en grand, comme vous pouvez le voir dans l'application que j'ai faite de « cette gymnastique à notre salle de femmes ».

Le Dr Bardet, chef du laboratoire de thérapeutique à l'hospice Cochin, rédacteur en chef du journal *les Nouveaux Remèdes*, signale les services que la gymnastique de l'opposant, présentée par M. Pichery, vient apporter :

1. Pichery. *Gymnastique de l'opposant*, Paris, 1870 ; éducation du corps, manuel de gymnastique hygiénique et médical ; à la maison de fabrication 47, rue De Laborde.

« Elle rend service aux médecins, dit-il, en mettant à leur disposition un instrument qui leur permet d'aborder sans embarras et sans ennui, à l'hôpital et dans leur clientèle, le traitement de nombreuses maladies dites incurables dont les fréquentes guérisons par l'exercice ont fait la fortune et la gloire de Ling ;

« A l'Assistance publique, en rendant une réelle santé aux convalescents, qui les garantit des rechutes, et fait en même temps disparaître cet encombrement que constituent les habitués d'hôpital ;

« L'opposant rend des services aux malades, en les préservant d'un état de mollesse qui leur est fatal ;

« Aux professeurs de gymnastique désireux d'élever leur art, auxquels il ouvre une voie nouvelle qui les place à côté de l'homme de la science pour le seconder et compléter ses efforts par un manuel intelligent et exercé ;

« Aux gens du monde, auxquels il apporte des moyens simples et commodes d'établir des procédés certains pour suivre une bonne hygiène propre à développer l'éducation corporelle de leurs enfants, procédés qu'ils emploieront pour eux-mêmes pour combattre une foule de maladies et les effets subits des basses pressions atmosphériques ;

« Et enfin aux communes pour leurs écoles ; aux lycées, et à toutes les institutions libres. »

On n'avait pu jusqu'alors, rapporte encore le docteur Bardet, trouver de moyens assez pratiques pour créer une bonne hygiène du mouvement à l'usage des malades dans les hôpitaux. Depuis deux ans, des études à cet effet ont été poursuivies à l'hôpital Cochin par l'inventeur du système de l'opposant sous la haute direction du docteur Dujardin-Beaumetz, médecin en chef de cet hôpital.

Des mouvements spéciaux que fournit l'opposant sont

appliqués aux malades convalescents. Ces malades à leur
sortie ont repris leurs forces ordinaires, ils peuvent exercer
leur profession dans toutes ses exigences, sans risquer de
s'exposer à des rechutes qui les ramèneraient bientôt réclamer un lit à l'hôpital. Ces sortes de malades s'amollissent
et deviennent des familiers après quelques séjours
répétés.

Pour la plus grande commodité et pour l'économie, ces
appareils destinés aux convalescents sont distribués dans
les salles, ils sont peu coûteux et très solides ; une salle
particulière est destinée aux individus malades ; ils y peuvent faire leurs exercices exactement, sans hâte et sans être
troublés.

Pour le cas où les malades ne peuvent se tenir debout,
des appareils sont disposés à cet effet au lit même du
patient ou au plafond.

Outre le bénéfice d'une santé plus raffermie et plus
solide qui éloignera le retour du malade à l'hôpital, on
peut, sans exagération, estimer la réduction du temps de
convalescence à un bon tiers.

Économie importante dont le budget des pauvres béné-
ficiera. Les frais de gymnastique ne s'élèveront pas à plus de
0 fr. 25 ou même de 0 fr. 20 c. par malade et par an, c'est-
à-dire que les frais d'une salle de 50 malades ne dépasseront
pas 10 à 15 francs d'entretien. A l'hospice Cochin, les réparations des instruments pour les deux dernières années
d'exercices, comprenant la généralité des appareils employés
(5 salles de malades, la salle de gymnastique des femmes,
celle de l'amphithéâtre, et les appareils appliqués aux lits
pour les traitements particuliers) se sont élevés à 135 francs.

Depuis 10 ans à Bicêtre, les réparations de la gymnastique des enfants arriérés s'est soldée par une moyenne
annuelle de 12 fr. 50, de sorte que si l'on compte que chaque lit reçoit annuellement 5 malades et que la durée de

la convalescence ait été pour chacun d'eux de 15 jours,
réduite à 10, nous aurons : 5 journées d'économisées, d'où
il résulte cette proposition : $5 \times 50 \times 5 = 1.250$ journées,
nourriture logement et soins à notre avoir.

L'application de la gymnastique a lieu comme suit : le
médecin indique l'état de convalescence du malade et
ordonne les exercices ; l'interne en prend note et rappelle
au malade la tâche qu'il a à remplir ; l'infirmier avertit
les convalescents des heures adoptées pour les séances. Une
ou deux répétitions des exercices généraux qu'ils doivent
exécuter suffisent aux malades pour les mettre à même de
s'exercer seuls.

L'établissement de la gymnastique des convalescents est
si nécessaire dans nos hôpitaux que nous ne craignons
pas de porter cette question sous les yeux de **M.** le ministre
de l'intérieur et de la soumettre aux diverses administra-
tions hospitalières. Nous la signalons aux hommes de la
Chambre qui s'occupent de charité et à la direction générale de l'Assistance publique dont elle deviendra, quand
elle aura obtenu son plein et entier effet *de gymnastique de
fait*, un zélé collaborateur.

Pour la gymnastique d'hôpital, on ne peut rien concevoir
de plus simple et de plus facilement applicable.

On trouvera dans le volume la *Gymnastique des écoles* (à
l'article physiologie).les formes et la quantité d'exercice que
doit exécuter le malade ; des séries sont établies, basées sur
des moyennes. Celles qui se rapportent aux personnes sédentaires conviennent aux convalescents, ceux-ci ont, comme
les classes moyennes, le vivre et des loisirs. L'agencement or-
ganisé et le service établi, chaque malade, à l'heure désignée,
ira à la gymnastique, comme on va au bain où à la douche.

Nous devons signaler à nos lecteurs la nomenclature des
principales maladies relevant du mouvement : Anémie,
chlorose, diabète, goutte, diathèses, fièvres, scrofules,

névroses, rhumatismes, hystérie, paralysies nerveuses, chorée, obésité, calculs rénaux, gravelle, pléthore, congestions,
rachitisme, hernies abdominales, déplacements de l'utérus, etc., etc.

Cette nomenclature est des plus brèves; elle ne comprend
que les affections dont le traitement par l'hygiène est habituellement pratiqué.

Il est un certain nombre d'affections si fréquentes qu'elles
semblent devoir faire partie intégrante de notre existence;
elles poussent, grandissent et se multiplient, indéfiniment,
comme si notre corps était leur propre domaine. Les plus
communes sont par exemple les névralgies, les douleurs
rhumatismales, les coliques hépatiques, les engorgements,
les œdèmes, les migraines, les maux d'estomac (gastralgies,
dyspepsies, embarras gastriques, etc.), les difficultés de garde-
robe, les douleurs intestinales, l'inappétence, les maux de
tête continuels, qui tous, ou presque tous, sont la conséquence immédiate de mauvaises digestions. Toutes ces affections sont dues à une hygiène vicieuse, à une oxydation mal
proportionnée. Elles relèvent du mouvement et, par suite, peuvent être facilement combattues par l'opposant. Les hémor-
roïdes par exemple, si douloureuses par moment, et deve-
nant trop souvent dangereuses sont traitées avec succès par
lui. L'exercice de la région iliaque, bien entendu, fait avec
discernement, accompagné de douches ascendantes, est
souverain contre ce mal et donne des résultats extraordi-
naires. La façon si défectueuse qu'on a de comprendre la
vie dont dépend la santé n'est pas seulement pratiquée par
les classes riches et sédentaires, mais un grand nombre de
médecins en sont eux-mêmes les victimes, et ils le seraient
encore bien davantage s'ils n'étaient pas astreints par leur
profession à gravir les escaliers pour faire leurs visites. J'ai
souvent donné des soins à des médecins qui, faute de moyens
tout prêts, et faute de n'avoir pas été mis sur cette voie, souf-

fraient d'une foule d'incommodités dont ils auraient pu avoir
facilement raison et préserver ainsi leur famille des mille
inconvénients auxquels la vie humaine est exposée par le
seul fait d'une santé mal dirigée.

Quelques années après nos désastres, un accroissement de
tristesse horrible s'étendit sur tout notre pays ; l'on consta-
tait une dégénérescence considérable et des plus fâcheuses
de l'espèce. C'est vers 1883 qu'on jeta le cri d'alarme. On dut
abaisser la taille des conscrits et le nombre des valides
suffit à peine à former les contingents. Tous les journaux
scientifiques et même la grande presse publièrent à ce sujet
de nombreux articles. Il était difficile d'assigner une cause
immédiate à cet état de choses. Le mal était grand, et il
était difficile d'en enrayer la marche. Il ne fallait pas
s'adresser à la médecine qui, occupée à la recherche des
propriétés du suc des plantes, négligeait l'hygiène ; on fit
appel à la science. On se rappela les succès de Ling dans le
traitement des maladies par l'exercice et dans la culture de
l'homme, dont la méthode avait été repoussée, sinon oubliée,
tandis qu'en Suède et même en Allemagne, le nombre de
ses adhérents allait toujours croissant. On apprit qu'à
Stockholm, une école s'était formée, des instituts s'étaient
élevés et que des médecins instruits s'étaient adonnés à
l'étude de la gymnastique.

Un professeur éminent du Collège de France, M. Marey,
qui s'était livré à d'importants travaux sur la vie physique,
fut chargé de rechercher les causes du dépérissement de la
race et de trouver les moyens d'y remédier.

La science en pareille matière ne saurait aller vite. Elle
a à examiner de nombreuses hypothèses, et il lui faut des
résultats acquis, tangibles, qui corroborent ses démonstra-
tions pour qu'elle ose donner une affirmation. M. Marey, président d'une commission chargée de l'examen de l'étude de
l'enseignement de la vie physique, a fait en 1887 un rapport

des plus remarquables dans lequel il discute les différents procédés employés et à employer dans les exercices, à l'école et dans les établissements publics. Il émet un certain nombre de propositions qui embrassent l'ensemble des problèmes constituant la vie physique. Elles régularisent et fixent des données encore empreintes de doute; elles étendent de beaucoup le périmètre dans lequel Ling s'était renfermé ou que, tout au moins, il n'avait pas osé franchir. M. Marey critique nos procédés d'application en général et recommande la pratique de la gymnastique suédoise comme étant la mieux entendue et la plus propre à développer les forces et à les régulariser.

M. Demeny, physiologiste distingué, membre de cette commission, dans un parallèle de deux individus, l'un inculte et le second exercé, a démontré d'une façon ingénieuse et savante les bienfaits obtenus par l'exercice, qui ne laisse prise à aucun doute; c'est un plaidoyer très court, écrit avec la rigueur du mathématicien et qui devrait être connu de tous.

Un autre savant, M. le Dr Lagrange, également membre de la dite commission, auquel on doit la physiologie des exercices du corps, a fait, sous forme de communication, un grand et beau travail qui appuie et développe les propositions présentées par M. Marey. Ainsi les principes sont posés; c'est aux hommes de profession d'en faire les applications, d'apporter, selon les circonstances, les modifications réclamées par les divers sujets dans les différents états.

Les applications sont loin d'être une chose légère. Si l'on veut bien prendre connaissance d'un article du Dr Lagrange, publié par la *Revue des Deux Mondes* et dont nous rapportons un peu plus loin quelques passages, on verra que si Ling formule cette proposition que l'exercice entretient la vie et donne la santé, que si les propositions émises par M. Marey agrandissent le domaine médical et déterminent

les lois rigoureuses de la physiologie et de la physique qui
ont trait à l'homme ; on doit beaucoup aux praticiens, aux
gens d'études qui se sont faits praticiens ; ils ont vaincu
toutes les résistances et fait passer dans les mœurs l'application des exercices à tous les cas qui ont pour objet la
perfection et la conservation de l'homme.

Nous trouvons bien, il est vrai, dans les détails de leurs
recherches des faits bizarres, singuliers, qui, rapportés
par l'auteur, semblent être une critique grave, et cependant
ce n'est pas sa pensée ; en nous montrant ces excès qui ne
sont dus qu'au vif désir de trouver les meilleurs moyens cu-
ratifs, il nous fait voir à quel degré de confiance et de persuasion, malgré ces travers, les médecins suédois sont par-
venus pour que l'esprit public les suive et leur reste fidèle.
A Stockolm comme à Paris, l'art de traiter les maladies est
soumis à certaines conditions industrielles, souvent le directeur d'un institut est obligé de forcer la note du décor ; le
succès est loin d'être toujours le résultat d'un grand savoir, la forme d'un chapeau, la couleur d'une cravate, la
coupe d'un gilet influencent bien davantage les esprits qui
s'attachent à l'extérieur ; l'étrangeté des instruments occupe,
elle aussi, une grande place. Il est d'ailleurs de mode d'user
des moyens suggestifs, afin d'agir sur l'imagination du
malade.

L'opposant s'est présenté nu ; il a mis quarante ans pour
se faire connaître ; dans les mains d'un industriel, dès le début,
il eût été enveloppé de soie, argenté et doré. Ainsi font les
directeurs d'instituts thérapeutiques en Suède, ils ont recours
à l'extraordinaire pour appuyer la science.

M. Lagrange est un rapporteur convaincu qui est entré
dans l'intimité de son sujet. Il partage l'opinion de M. Marey et conclut à la pratique exclusive de la gymnastique suédoise. Entraîné par ses convictions, il traite peut-être un peu
légèrement les procédés employés dans nos écoles. Il ne

semble pas, à cet égard qu'il se soit arrêté suffisamment
à la situation faite à l'administration.

Il n'est pas inutile de rappeler que la direction des
écoles primaires, poussée par la grande voix de l'opinion
publique, et par le Conseil municipal, s'est trouvée dans
la nécessité d'agir sans retard, presque brusquement ;
elle n'avait rien de prêt pour un si grand cadre, elle
allait avoir à loger et à instruire plus de cent mille enfants, il lui a fallu chercher des locaux un peu partout,
elle a choisi le mieux qu'elle a pu. Il ne peut-être surpre-
nant qu'il y ait eu quelquefois insuffisance. Elle devait aussi
former des professeurs, trouver des procédés abréviatifs,
collectifs, une méthode enfin qui pût être applicable et
satisfaisante. D'autre part, malgré la pression considérable
qui s'exerçait sur elle, l'administration ne pouvait oublier
le côté économique pour se cantonner dans une sage
réserve. Les circonstances l'ont quelquefois contrainte
d'avancer plus vite qu'elle n'eût voulu et même de rester
stationnaire, de là le double reproche qu'on a cru pouvoir
lui adresser : d'être à la fois trop économe et trop prodigue.
Elle avait encore les mains liées par la situation pendante,
elle ne pouvait réformer du jour au lendemain les choses
établies, il lui fallait tenir compte des intérêts immédiats
de choses et de personnes, elle n'était pas omnipotente.

Le Dr Lagrange fut chargé par le ministre de l'Instruction
publique d'aller étudier en Suède l'enseignement de la
gymnastique dans ce pays.

Depuis longtemps, dit M. Lagrange dans son rapport,
« d'après Ling, le mouvement agit sur chaque organe avec
d'infinies progressions ; il rétablit l'harmonie et donne la
santé. » Cette proposition est passée à l'état de maxime.

On peut dire de la gymnastique pratiquée aujourd'hui
en Suède, en la personnifiant, qu'elle est convaincue de
l'exactitude de cette proposition, rien ne l'arrête, elle ne

décline aucun cas, elle va à l'assaut de toutes les difficultés, elle a des moyens qu'elle accommode et met en pratique, quelquefois avec les formes les plus bizarres ; tantôt elle se sert de l'homme pour *opposant*, tantôt de l'appareil ; pour elle, l'homme sait, l'instrument est approprié aux principales maladies relevant du mouvement : Anémie, chlorose, diabète, goutte, diathèses, fièvres, scrofules, névroses, rhumatismes, hystérie, paralysies nerveuses, chorée, obésité, calculs rénaux, gravelle, pléthore, congestions, rachitisme, hernies abdominales, déplacements de l'utérus, etc., etc., à voir ce degré de confiance en elle-même on est convaincu que dans son esprit elle croit pouvoir tout oser.

Nous extrayons de l'important article de M. le Dr Lagrange, les lignes suivantes :

« Les Suédois, dès qu'il se présente dans leur santé le plus petit dérangement, vont demander au gymnaste *des mouvements* pour se rétablir, comme nous demandons au pharmacien un sirop ou des pilules.

« Il existe à Stockholm, une foule d'établissements où s'exécutent les ordonnances médicales dans lesquelles la gymnastique est prescrite. De même qu'il y a des officines de médicaments qui s'appellent des pharmacies, il y a aussi des officines de mouvements qui s'appellent des *instituts gymnastiques*. (On ne saurait mieux démontrer l'estime que les Suédois accordent aux bienfaits des exercices.)

« L'institut médical du Dr Wide jouit à Stockholm d'une réputation très grande et très méritée, il reçoit chaque jour deux séries de cinquante malades environ, les hommes le matin et les femmes dans l'après-midi. Il emploie une vingtaine d'aides des deux sexes. Cette clinique, au moment du traitement, offre au visiteur français un spectacle absolument nouveau. Le malade, muni de sa feuille d'ordonnance, se met entre les mains du gymnaste qui doit lui faire exécuter successivement les mouvements au nombre de dix ou douze prescrits par le médecin. Chaque mouvement exige environ cinq à six minutes, au bout desquelles l'exercice est interrompu pendant un temps à peu près égal pour être repris et continué par temps successifs. Dans les intervalles de repos, le malade est abandonné, le gymnaste va donner ses soins à un autre patient, ou prêter son concours à un collègue dans le cas très fréquent où l'exécution d'un mouvement nécessite le concours de deux et même de trois aides. Les personnes qui fréquentent l'institut médical subissent leur traitement en commun, côte à côte. L'étranger est quelque peu surpris à l'aspect de ces réunions dont les assistants vont être soumis à un traitement pénible autant que singulier. Ces banquettes où on les étend, ces chevalets sur lesquels on leur ploie les reins, ces barreaux auxquels ils sont suspendus pendant qu'on leur tiraille le corps et les membres.

« Tous ces engins nouveaux pour le spectateur éveillent dans son esprit l'idée de quelque torture du moyen-âge. La plaisanterie lui viendra aux lèvres s'il observe les détails, s'il voit, par exemple, un homme s'asseoir à califourchon sur une banquette puis un aide lui sauter à cheval sur les jambes pour les immobiliser, et pendant ce temps, deux vigoureux gymnastes le saisir de chaque côté par les épaules et se le renvoyer de l'un à l'autre par un mouvement de balancement rapide, semblable au va-et-vient du métronome, ou bien si le patient est soumis devant lui à ce mouvement que les Suédois appellent *shruvning* ou mouvement « de la vis » qui consiste à imprimer au tronc un rapide mouvement de torsion autour de l'axe vertical de la colonne vertébrale, comme on ferait de la tige d'une vrille pour l'enfoncer dans du bois. »

La gymnastique mécanique, dont nous avons vu ici des exemples, n'est ni moins étendue ni moins extraordinaire ;

ces travaux témoignent de l'importance des succès obtenus et l'immense labeur qui en a été la conséquence. Si M. Lagrange nous montre ces manœuvres excentriques, c'est pour les justifier en quelque sorte, et prévenir de fausses impressions que nous en pourrions ressentir et nous préparer à en faire l'étude. Pour M. Lagrange, il n'en est point qui ne soient le résultat d'expériences et de recherches, elles possèdent, chacune en leur particulier, des propriétés curatives applicables au cas ; aussi prend-il soin d'avertir le médecin qui cherche à comprendre, de ne pas se presser de porter son jugement ; il doit pénétrer le gymnaste pour saisir la pensée du maître. Il va plus loin en suivant le même ordre d'idées, il nous paraît absolument convaincu que c'est en appliquant ces études sur les lieux d'origine, ce qu'il conseille de faire, que nous pourrons acquérir la vraie pratique, à laquelle on ne parviendra qu'en faisant le voyage de Stockholm, afin d'avoir sous les yeux le tableau du travail réel qui s'exécute quotidiennement en Suède, sa mise en œuvre et les résultats acquis, lequel affermira nos convictions et nous familiarisera avec ces formes parfois si étranges.

On trouvera développées sous une autre forme les diverses considérations qui font la base des propositions appelées à régir la vie physique, par les Drs Marey et Lagrange (1).

Ces idées, nous les avons depuis longtemps émises. Qu'on veuille bien se reporter à notre travail publié en 1867 (*Gymnastique de l'Opposant uniquement fondée sur l'anatomie et la physiologie de l'homme*).
Nous nous exprimions ainsi :
« L'exercice méthodique développe le muscle qui l'accomplit : le muscle développe et façonne le levier qu'il meut, c'est-à-dire l'os ; le développement des os entraîne celui

1. vol. in-8° Paris, Baillière et fils, et rue de Laborde, 47, 1867.

des cavités viscérales, et ce dernier fortifie les viscères dont les fonctions prises dans leur ensemble constituent la vie ; » nous ajoutions plus loin : « L'homme le mieux constitué et le mieux portant dans la plupart des conditions créées par la civilisation a besoin d'une certaine dose de travail musculaire journalier, sous peine de voir l'appareil locomoteur s'atrophier avant l'heure et réagir secondairement sur les autres appareils. Tout organe doit accomplir sa fonction sous peine de mort; c'est une loi fatale. Aussi, tout ce que les philosophes ont dit ou écrit touchant l'influence de l'oisiveté dans l'ordre moral est encore plus réel dans l'ordre physique. Ce fait a été tant de fois le thème favori des médecins et des hygiénistes, qu'il nous serait aisé, en empruntant leurs réflexions, de dresser un réquisitoire en forme contre l'inaction musculaire. La science, d'ailleurs, dont le rôle se borne souvent à consacrer par une démonstration rigoureuse les découvertes de l'observation, du hasard ou de l'instinct, confirme pleinement ce fait sur lequel nous reviendrons plus loin. Actuellement, il nous suffira de rappeler que les travaux de Mrs Dumas, Liebig, etc., ont établi positivement que l'assimilation des matières alibiles et l'élimination des matériaux devenus inutiles, double mouvement indispensable à la vie, nécessitent l'absorption d'une quantité déterminée d'oxygène, que si cette quantité s'abaisse, l'élaboration est incomplète, les aliments ne peuvent subir la série de transformations qui doivent les rendre propres à jouer temporairement le rôle d'éléments intégrants du corps et à faciliter leur sortie quand ce rôle est terminé. En termes plus précis, l'urée, dernier terme d'oxydation des matières azotées, se produit en quantité insuffisante, et ses formes antérieures, s'accumulant dans les différents tissus, y déterminent des perturbations graves et variées. »

III

On trouve dans la *Méthode*, au chapitre « Considérations générales » (*Gymnastique des écoles, système de l'opposant*), un exposé rapide des épreuves nombreuses et successives par lesquelles cette nouvelle gymnastique à dû passer; nous en citons l'extrait suivant : dont les détails ne sont qu'effleurés dans le chapitre des rapports :

« A la commodité des dispositions pour le placement et « le déplacement des agrès, à l'adaptation aux locaux divers, « qui dispensent souvent de faire de nouvelles construc- « tions, avantages qui écartent les exigences budgétaires, « nous avons pu fournir une bonne gymnastique des enfants, « d'accord avec l'hygiène, suffisante comme quantité « d'exercices et comme énergie, quotidienne pour tous, et « qui assure à l'exécutant une sécurité absolue.

« Des expériences répétées sur la nature des exercices et « sur leur exécution, sur leur distribution et leur ordre avec « leurs moyens d'agencement, ont eu lieu devant plusieurs « commissions qui toutes en ont fait un rapport favorable « et ont conclu à l'adoption du nouveau système de gymnas- « tique qui leur était soumis. »

L'historique et toutes les considérations concernant l'hygiène et la gymnastique générale et particulièrement celle qui doit être appropriée à l'usage des enfants constituant la gymnastique d'école s'y trouvent reproduites.

IV

Parmi toutes les questions dont le Conseil municipal a à s'occuper, la question de gymnastique a une certaine importance, au point de vue de la santé publique et du développement des enfants ; elle ne peut se terminer par un léger débat. Les sessions du conseil sont courtes, elles ne laissent souvent pas assez de temps au rapporteur pour faire tout son travail, et comme la formation des commissions a lieu à l'élection, à la suite de chaque nouvelle session, les affaires commencées passent souvent en d'autres mains, et réclament de nouvelles études, c'est-à-dire de nouvelles expériences démonstratives. Dans une session nouvelle, la gymnastique que nous avons présentée et qui avait été accueillie avec les plus grandes faveurs par la 4° commission de la session précédente fut remise à l'ordre du jour. M. Lavy, nommé rapporteur, fit tous ses efforts pour mener à bonne fin et à bref délai ces nouvelles expériences. Le système de l'opposant le captiva et il s'y attacha comme à son œuvre propre. Aussitôt qu'il crut les enfants déjà précédemment exercés, suffisamment préparés, il provoqua une nouvelle séance ; les enfants avaient gagné beaucoup en souplesse et en force ; de nouveaux progrès avaient été obtenus ; l'exécution d'ensemble semblait marcher seule ; ils ont produit un effet qui a fait l'admiration de tous.

M. le Dr Chautemps, président du Conseil municipal, présidait cette séance et, s'adressant à M. Lavy, il lui dit avec cordialité : « Vous m'avez fait passer une heure de grand contentement : le spectacle auquel je viens d'assister m'a plus sconvaincu que la meilleure des théories. » Dans la réunion uivante qui portait avec elle le caractère d'une séance de clôture, toutes les autorités dont l'instruction primaire relève furent convoquées : le Conseil municipal, la Direction, de l'instruction primaire, le Conseil général et enfin la Municipalité du XVIII° arrondissement ; il s'agissait d'un examen comparatif.

Les enfants, loin de montrer de l'ennui à exécuter de nouveau les mêmes exercices, se sont encore plus appliqués, on eût dit qu'ils s'identifiaient avec leurs instruments ; l'assemblée fut pénétrée et convaincue.

Presque tous les assistants ont manifesté le désir d'avoir un opposant installé dans leur cabinet.

C'était le plus grand éloge qu'on pût faire du nouveau système.

Rapports.

Extraits des rapports des différentes commissions qui ont eu lieu pour l'examen du système de gymnastique de l'opposant.

SITUATION DES RAPPORTEURS.

M. le Dr Blondeau, rapporteur de la première commission, était médecin de l'école de la rue de Poissy où eut lieu la première expérience ; il était naturellement désireux de posséder les moyens d'établir une bonne hygiène dans l'école à laquelle il donnait ses soins.

M. Jobbé-Duval, professeur titulaire de dessin dans une école primaire spéciale, avait rendu de grands services aux écoles, ce n'est que convaincu qu'il a résumé la gymnastique de l'opposant, formulé et fait voter en 1887 le décret d'adoption par le Conseil municipal.

MM. Gaillard et Vincent, inspecteurs spéciaux des écoles, sont constamment en contact avec les instituteurs et les institutrices, ils veillent à ce que chaque école soit bien tenue, à ce que chaque pratique à introduire soit utile, commode et économique, L'avis qu'ils émettent, les conseils qu'ils donnent, tiennent lieu le plus souvent d'ordres absolus ; leur conduite doit être des plus prudentes et des plus réservées.

M. Duplan, sous-directeur de l'instruction primaire, doit veiller à tout, il est scrupuleux pour les plus petites choses, sa responsabilité est considérable.

M. Lavy, conseiller municipal, est un homme actif, dévoué à la chose publique, écouté dans le conseil et respecté autant qu'estimé dans l'arrondissement qu'il représentait, regretté des pauvres qu il recevait chaque semaine. Ses électeurs l'ont nommé député.

Six écoles communales sont dotées de la gymnastique nouvelle qu'elles lui doivent.

Les instituteurs et les institutrices ont toute la responsabilité de leurs actes ; des fonctions qu'ils remplissent dépend toute leur existence, leur avis ne peut qu'être sincère, il doit être pris en sérieuse considération.

Chacun d'eux a écrit selon sa conviction. Les appréciations qu'ils portent, les considérations dont ils les appuient montrent qu'ils ont rempli la mission qui leur a été confiée avec honnêteté, et après une étude attentive, nous ne donnerons de leur travail que les passages les plus saillants, ceux que nous croirons propres à pénétrer le lecteur et à nous concilier sa bienveillante attention.

Le premier rapport a été fait par le Dr Blondeau au nom d'une commission spéciale nommée sur la proposition de M. le Dr Bourneville, à la suite des résultats qu'il avait obtenus dans son service d'enfants à Bicêtre, et composée de MM. Blondeau, Bourneville et Cuissart.

Ces messieurs, quoique convaincus de l'excellence du système dont l'examen leur a été confié, trouvant la question trop grave pour la résoudre seuls, ont demandé qu'une commission plus nombreuse, composée d'hommes spéciaux. fût nommée, afin de pouvoir donner aux conclusions qu'elle adopterait toute la valeur et l'autorité que comporte le sujet ; et, pour leur préparer un champ assez vaste pour les éclairer, elle a demandé que cinq écoles qu'elle a pris soin de désigner fussent immédiatement aménagées et que le travail des études en fut appliqué sans délai.

Dans le volume de l'*Enseignement primaire public* de 1889,

publié par les soins de la direction et dont la rédaction a été confiée à M. Duplan, se trouve un rapport étendu sur la gymnastique de l'opposant, précédé de nombreuses considérations sur la gymnastique ancienne et sur celle en usage aujourd'hui :

« Les anciens appareils qui composent le portique sont insuffisants pour faire exercer tous les jours tous les enfants d'une école. — Ils ne sont pas proportionnés à leurs forces physiques. — Ils demandent beaucoup de place, on n'en peut employer qu'un petit nombre ; c'est à peine si l'on peut accorder à chaque enfant quelques minutes d'exercices. »

M. Duplan aborde ensuite le système de l'opposant.

« Récemment, un certain nombre de membres de la commission de l'instruction publique ont pensé que des appareils spéciaux, inventés par M. Pichery, pourraient remédier dans une certaine mesure, à ce double inconvénient.

« A la suite d'un premier essai fait dans quelques écoles, et qui avait donné des résultats satisfaisants, le Conseil municipal, sur un rapport de M. Lavy, décida, en 1887, que l'expérience serait étendue et faite simultanément dans 20 écoles de tous ordres, écoles maternelles, écoles primaires de garçons, écoles primaires de filles.

« Les résultats paraissent incontestables dans les écoles maternelles pour lesquelles, jusqu'ici, on n'avait trouvé aucun appareil qui pût convenir à de jeunes enfants.

« Ils sont également bons dans les écoles primaires et particulièrement dans les classes élémentaires, où les appareils Pichery ont le grand avantage de permettre d'exercer à la fois un très grand nombre d'enfants. »

Dans son rapport du 11 novembre 1889, M. Lavy cite ces lignes de MM. Gaillard et Vincent dont il apprécie hautement les travaux :

« Pour les cours supérieurs et pour la gymnastique

appliquée, on se sert des instruments ordinaires du portique, corde lisse, corde à nœuds, anneaux, perche, trapèze, barres fixes et barres parrallèles, échelles, etc.; mais le nombre de ces appareils étant fort limité, chaque enfant d'une même classe ne s'exerce qu'à son tour; ce tour ne revient pas assez souvent pour que l'effort fait par lui ne soit pas à peu près perdu, l'ennui gagne très vite les enfants qui ne travaillent que quelques minutes par leçon, leur besoin d'action ne reçoit pas une suffisante satisfaction. »

Plus loin, M. Lavy combat en ces termes l'inspecteur Laisné, qui préconise les mouvements libres dits d'assouplissement. « La gymnastique d'assouplissement demande, « pour être profitable, un effort constant de la volonté. Or « cette volonté, indispensable pour que cette gymnastique « ait quelque valeur, c'est à peine si l'on parvient à l'obtenir « partiellement chez quelques enfants des cours d'adultes. »

« Les mouvements libres (disent encore sur ce point MM. Gaillard et Vincent) n'ont rien produit. Il est facile de faire obéir un enfant, autre chose est de le faire vouloir ! sur l'emploi des paires de corde à double poignées : « Les « luttes sont pleines de dangers, elles ne peuvent être « rationnelles, les différences de force, de tempérament, « l'amour-propre, tout peut les rendre dangereuses. »

M. Lavy ajoute. « Les luttes ne peuvent constituer un enseignement. »

Il y a des modes dans les sciences, dans les lettres, en médecine. En gymnastique, nous sommes à la période des jeux, M. Weis les a indiqués du doigt; le professeur Marey, dans un article où l'éloge des jeux gymniques dépasse ce qu'en a dit Weis (*Journal des Débats*) dans sa relation sur l'institut Garnier, en a déterminé l'avènement.

Malgré les soins que prend M. Lavy pour faire valoir ces jeux, il ne peut se défendre de quelque embarras, il trouve d'abondantes raisons, qui en rendent la pratique difficile.

Pour mieux les combattre, il met en avant MM. Gaillard et Vincent qui, plus réservés peut-être, plus en dehors de la vie militante, expriment simplement, uniment, leur manière de voir en la justifiant.

« Les écoles urbaines, étant obligées de recevoir un très
« grand nombre d'enfants, ont rarement des cours de récréa-
« tion proportionnées au nombre de leurs élèves. Placées
« nécessairement dans les centres les plus habités, elles
« ne peuvent disposer que d'espaces extrêmement res-
« treints.

« Les jeux qui exigent une vaste étendue de terrain libre
« y sont difficilement applicables. »

Dans le système de l'opposant, les jeux représentés sous la forme de courses brisées et en circuit simulant une poursuite, de sauts de toutes espèces, d'exercices particuliers d'altères, de manœuvres pyrrhiques, les enfants divisés par classes (de 50 environ) peuvent, dans ces limites, s'exercer amplement dans les cours ordinaires des écoles, et, par le mauvais temps, dans le préau. (N'oublions pas que c'est une œuvre sérieuse qui nous occupe et dont nous devons exclure la fantaisie.)

MM. Gaillard et Vincent sont de l'avis qui a cours; pour eux comme pour tout le monde, les jeux sont une belle chose, néanmoins, ils croient ne pouvoir se dispenser d'apporter un correctif à leur enthousiasme : « Malheureusement, disent-ils, dans nos villes et surtout à Paris, une telle gymnastique naturelle est impossible, aussi a-t-on dû recourir a une gymnastique plus artificielle.

« M. Pichery a imaginé des appareils et des exercices ayant pour but de faire :

« 1° Que les enfants ne fassent aucun mouvement à vide ni exagéré ;

« 2° Que tous les élèves d'une classe soient exercés simultanément et pendant toute la durée de la leçon ;

4

« 3° Que les exercices soient assez nombreux et assez variés
pour exciter un continuel intérêt, et gradués de façon que
la croissance et la décroissance de l'effort soient telles que
les enfants sortent de la leçon dans l'état de calme le plus
profitable à leur santé ;

« 4° Que tous les maîtres et toutes les maîtresses des
écoles, qui le voudront bien, puissent être des professeurs
suffisants et puissent, au besoin, se faire remplacer, tantôt
par un élève, tantôt par un autre, afin d'exercer ceux-ci à
la culture de la voix et épargner la fatigue du commande-
ment, souvent pénible pour nos maîtres qui doivent parler
pendant une partie de la journée. »

« A la suite de cet excellent programme (rapport de
M. Lavy), nos inspecteurs apprécient la valeur théorique
des exercices faits avec les appareils Pichery :

« Tous ont pour but le développement harmonieux de
« l'homme et le développement de sa force physique, et en
« même temps concourent efficacement à le rendre agile
« et adroit. Nous pensons même que, pour ce qui est de la
« gymnastique de développement, les opposants sont, de
« tous les appareils que nous connaissons, ceux qui con-
« viennent le mieux aux tout jeunes garçons et aux jeunes
« filles de Paris quel que soit leur âge... »

« Malgré lui, l'enfant fait un effort en tirant sur les ressorts ; il lutte contre son opposant sans avoir à craindre le
caprice de celui-ci, et c'est au milieu de l'exercice qu'il a
fait son maximum d'efforts. La surveillance dont il doit
être l'objet est bien faite : elle se borne à le faire exécuter
son mouvement avec une suffisante énergie, dans une position convenable, et avec les ressorts faibles ou forts, selon
que l'on veut exercer des muscles faibles ou puissants. »

Au dire de M. Lavy, M. M. Gaillard et Vincent entrent
ensuite dans l'examen détaillé de plusieurs exercices et des
heureuses conséquences qui en découlent pour l'organisme.

Au cours de ce passage, nous trouvons ces mots bons à
relever :

« Tous les autres exercices des opposants qui ont pour
« objets les bras, les jambes, les faces latérales du corps, la
« poitrine, la face antérieure, les épaules, la face dorsale,
« les faces postérieures des bras et des muscles de la tête et
« du visage etc., sont conçus avec la même prudence et ne
« laissent aucune partie du corps qui ne soit soumise à un
« exercice régulier et mesuré. »

Plus ils avancent dans leur rapport, plus MM. Gaillard
et Vincent deviennent serrés. Nous nous faisons un devoir
de les reproduire sans rien distraire de leurs appréciations.
« Les résultats obtenus, disent-ils, la bonne santé des
« enfants peut-être appréciée par leur seul aspect. Il n'en est
« pas ainsi de la vigueur, dont on ne peut juger que d'après
« l'expérience. Nous avons choisi un certain nombre d'exer-
« cices offrant par leur nature certaines difficultés et dont
« l'exécution réclame surtout un certain développement de
« force physique. Ces exercices ont été, d'autre part, choisis
« parce qu'ils n'avaient pas été l'objet d'un enseignement
« spécial ni d'aucun entraînement. Ils étaient, il est vrai,
« revenus périodiquement et à leur tour ; mais le retour en
« avait été assez rare, parce que les exercices qui concernent
« spécialement l'hygiène, plus importants et plus nombreux
« sont faits presque chaque jour.

« Néanmoins, *les résultats ont dépassé notre attente*, ainsi
« que peuvent en juger toutes les personnes au courant des
« choses de la gymnastique.

« Vous avez vu vous-même, Monsieur le Directeur, et plu-
« sieurs Commissions du Conseil municipal ont elles mêmes
« vu les enfants à l'œuvre, et vous avez pu constater que les
« exercices d'agilité ne le cédaient en rien aux exercices de
« force que nous venons de signaler. »

Cette partie s'applique aux enfants, ce n'est pas toute la

méthode ; ce qui concerne les maitres a aussi son importance. M. Lavy s'exprime ainsi : « C'est un des côtés parti-
« culièrement intéressants de la gymnastique de l'opposant,
« que de permettre de se passer de maîtres spéciaux et de
« recourir simplement aux institutrices et aux instituteurs
« chargés de chaque classe. » Suit le complément émis par
MM. Gaillard et Vincent :

« Il nous reste à vous parler des maîtres, à vous dire si
« tous peuvent être de bons professeurs de la gymnastique
« Pichery. Nous n'hésiterons pas à vous répondre affirmati-
« vement. Et en effet, tous ceux qui ont bien voulu s'appli-
« quer ont parfaitement réussi. Nous pourrions vous citer
« plus d'une école où pas un maître et pas une maitresse ne
« sont restés au-dessous de leur tâche. »

Il ne suffit pas à MM. Gaillard et Vincent d'exprimer leurs
convictions personnelles en faveur du nouveau système et
comme s'ils craignaient qu'on n'ajoutât pas assez de foi à
leur opinion, ils réclament pour mieux convaincre le lecteur,
les avis de MM. les instituteurs et les institutrices. Afin
que les uns ou les autres ne puissent se dérober ou répondent
d'une manière vague ou insignifiante, ils leur adressent une
série de questions que nous reproduisons avec les principales réponses qui les accompagnent.

« Tous les enfants peuvent-ils faire des exercices géné-
« raux facilement et avec sécurité ? »

M. Lavy nous dit que : les réponses peuvent être ainsi
résumées. « Le système est accessible à tous les élèves de
la dernière à la première classe. Les exercices généraux,
« et d'ensemble peuvent être exécutés aussi facilement que
« les exercices individuels. Pour assurer la sécurité des
élèves, il suffit de pourvoir les écoles de paillassons con,
« venables . »

« Est-il possible à tous les cours de recevoir une leçon
« jouɾnalière, complète et fructueuse ? »

« M. Lavy trouve, dans le rapport de MM. Gaillard et
« Vincent, des réponses partout affirmatives.

« Quelques directeurs appuient leur affirmation d'argu-
« ments solides, et l'un d'eux s'exprime en ces termes : « A
« cet égard, la supériorité du système Pichery est évidente :
« c'est même le seul des systèmes en usage dans la ville de
« Paris qui permette aux élèves de recevoir quotiennement
« une leçon complète et fructueuse. »

6° Les enfants éprouvent-ils de l'attrait ou de la répu-
gnance dans la pratique de cette nouvelle méthode ? La
privation des exercices leur est-elle sensible ? Toutes les
réponses sont à peu près les mêmes. « Tout le monde affirme
que les enfants reçoivent la leçon avec un vif plaisir,
beaucoup vont jusqu'à dire que la privation de la leçon de
gymnastique serait une grave punition. L'une des directrices écrit : « Cette nouvelle méthode procure à nos élè-
« ves un plaisir infini. Elles montrent une impatience
« fébrile quand arrive l'heure des exercices. La suppres-
« sion accidentelle d'une leçon leur cause un grand désap-
« pointement ; on peut s'en servir comme moyen de répres-
« sion. »

7° Avez-vous remarqué qu'il y ait accroissement, dans la
force, l'agilité et la hardiesse des enfants ?

« Tous les directeurs et toutes les directrices qui ont suivi
« le travail de leurs élèves avec soin sont d'accord pour
« reconnaître qu'il y a accroissement dans le sens indi-
« qué ; les institutrices plus encore que les instituteurs. »

8° Quels avantages trouvez-vous à cette méthode ?

« Tout le monde se plaît à constater que cette méthode
« est avantageuse, d'abord parce qu'elle plaît aux enfants,
« parce qu'elle permet de les faire exercer tous à la fois et
« enfin, parce qu'elle comprend une suite rationnelle d'exer-
« cices bien mesurés et bien proportionnés aux forces
« physiques des élèves. »

« Après avoir dépouillé ces réponses des directeurs et directrices d'écoles, réponses des plus favorables, on le voit, MM. Gaillard et Vincent apportent à leur tour leurs conclusions :

« De tout ce que nous avons vu et de tout ce qui nous a « été rapporté sur la gymnastique Pichery, il résulte :

1° « Que cette gymnastique plaît à tous les élèves de nos « écoles ;

2° « Qu'elle permet d'exercer à la fois tous les élèves « d'une classe et de leur donner chaque jour une leçon « complète et fructueuse ;

3° « Qu'elle est assez simple pour que tous les maîtres, » même les institutrices, puissent être des professeurs suf- « lisants ;

4° « Qu'elle peut être enseignée pendant la durée des « classes, sans nuire aux autres études ;

5° « Qu'elle n'est pas pour les maîtres ni surtout pour « les maîtresses, une cause de fatigue ;

6° « Que les exercices qu'elle comprend sont tous confor- « mes à une bonne hygiène ;

7° « Qu'elle nous paraît préférable à toute autre comme « gymnastique de développement. »

M. Lavy termine cet exposé avec lequel, on le sent, il est complètement d'accord en forme de conclusions : « Nous « avons rencontré quelque hésitation dans le Conseil, par- « tagé entre les efforts faits pour établir la gymnastique « existante, les professeurs de gymnastique ancienne et le « matériel, les bataillons et les jeux scolaires, qui chacun « de leur côté, avaient des partisans convaincus, la résis- « tance était encore plus grande dans l'administration et il « a fallu que les faits fussent bien probants pour que MM. « les Inspecteurs, dans un rapport officiel, aient formulé « des conclusions aussi fermes.

Dans son rapport sur la gymnastique pour 1891, M. Lavy,

après avoir passé brièvement en revue les avantages et les
inconvénients des différents systèmes, quelque prédilec-
tion qu'il montre pour les courses et les jeux en plein air (di-
sons en plein champ), ne peut s'empêcher de montrer le
désappointement et le regret que lui font éprouver les difficultés pratiques qu'il rencontre, qui semblent en être la con-
damnation. Nous n'entendons pas dire, par le mot condam-
nation, qu'il repousse les idées qu'il a émises et les efforts
qu'il a faits en faveur des jeux ; pour lui, rien ne dépasse en
attraits et en moyens heureux de développement des forces
effectives de l'enfance et de la jeunesse des écoles, la jouissance à proximité d'une grande étendue de terrain gazonné,
parsemé de bouquets d'arbres et approprié aux exercices.

Si M. Lavy a cédé à la mode, sa bonne foi le gêne, on croi-
rait qu'il va abandonner ses exercices préférés ; il s'écrie :
« Et puis, pendant les mauvaises journées de la saison d'hi-
« ver, que deviendront les jeux et les promenades ? A ce mo-
« ment encore l'utilité d'une gymnastique d'école n'est-elle
« pas d'une évidence absolue ? » D'irrésolution, il n'en
éprouve aucune : à cette autre question ; mais, quelle gymnastique ? il répond immédiatement : « Celle que le Conseil
« municipal a introduite dans les écoles de la Villle de
« Paris par sa délibération d'avril 1887. »

Pour affirmer ses convictions et les faire partager par le
Conseil municipal, il rappelle une partie des avantages
contenus dans son rapport de 1890 que nous venons de voir,
qu'il complète par de nouvelles expériences sur les forces
acquises comparées à celle du début des enfants. « Elle
« s'adresse aussi bien aux enfants de nos écoles maternelles
« qu'à ceux de nos écoles de filles et de garçons. Elle a
« tous les caractères d'une gymnastique rationnelle.

Elle dose l'effort suivant les individus et selon leur vigueur ;
« elle permet de prévenir et même de corriger, dans une
« pratique aisée, les déformations corporelles naissantes,

« elle constitue un véritable mode d'entraînement pour
« celui qui s'y livre, et, comme elle ne laisse inerte aucune
« partie de nous mêmes, elle aboutit à un développement
« méthodique régulier du corps humain. »

« Elle présente cet avantage considérable d'occuper à la
« fois tous les enfants d'une même classe, de ne pas exiger
« de professeur spécial, de s'adresser à tous les élèves d'une
« école, quel que soit leur âge. »

Comme preuve supérieure et irréfutable, il rappelle de
nouveau les résultats obtenus, il prie le lecteur de ne pas
oublier que, dans ces chiffres, figurent des enfants de six à
treize ans. Il demande qu'on veuille bien lui signaler un
autre mode de gymnastique avec lequel on ait pu obtenir
de semblables résultats. Il ne s'en tient pas là ; il veut encore faire la démonstration par des applications comparées
de la réalité des forces aquises.

« Qu'on juge des résultats : pour les écoles des garçons
par exemple,

« 86, 6 0/0 des enfants peuvent, en se soulevant et fléchis-
« sant les bras, amener leurs épaules à la hauteur de leurs
« mains lesquelles sont placées sur l'échelon le plus élevé
« qu'ils puissent atteindre et cela plusieurs fois de suite

« 71 0/0 développent alternativement les bras en se
tenant suspendus aux échelles

« 38, 7 0/0 Se soutiennent aux échelles alternativement
« d'un bras, ce bras plié contre le corps, le coude fixé à la
« ceinture.

« 73 0/0 soulèvent le corps sur les poignets

« 66 6 0/0 font la culbute ; 70 0/0 la sirène

« 57,2 0/0 descendent des échelles en faisant la culbute.

« 35,2 0/0 montent aux échelles jumelles en se servant
« des mains seulement, l'avant-bras étant replié sur le
« bras. »

27, 5 0/0 font le rétablissement.

24, 8 0/0 la planche

Avec les élèves des cours supérieurs des écoles des rues Richomme et de l'Arbalète, on a obtenu pour les mêmes exercices:

92 0/0 ; 72 0/0 ; 86 5 0/0 ; 92 0/0 ; 71 0/0 ; 50 0/0 ; 43, 6 0/0.

Les mêmes exercices exécutés par les mêmes élèves aux anneaux et aux perches, dont ils ne s'étaient pas encore servis, ont été presque identiques ; ils ont été de : 89, 5 0/0 ; 87, 5 0/0 ; 81, 4 0/0 ; 88, 3 0/0 : 89, 5 0/0 46, 9 0/0 ; 25, 5 0/0. Ces élèves peuvent se mesurer sans crainte avec les élèves des cours supérieurs des lycées ».

Je remercie sincèrement M. Lavy de l'énergique volonté qu'il a mise dans son étude et de la bonne foi qui a présidé à son travail.

Un jour, mon ami Laverdan, contemporain et collaborateur de Considérant, qui passait sa vie en bonnes œuvres, m'emmena visiter une École maternelle, et me dit, me monrant ces petits enfants dont les mouvements lourds et embarrassés accusaient un manque de vitalité et de développement : Il y a longtemps que vous travaillez pour les gens du monde, ce serait œuvre méritoire de trouver des procédés, un mode d'exercices applicable et économique qui puisse satisfaire aux besoins de développement de tous ces enfants dans nos écoles.

Je lui ai promis de m'en occuper, je serai heureux, si j'ai pu y réussir.

L'adoption du système de l'opposant par le Conseil municipal dans les écoles de la ville de Paris en a augmenté sensiblement la fabrication. Ce fait a permis à l'administration de modifier et d'améliorer son outillage et d'employer pour tous ses produits des matières premières de qualité supérieure, sans augmenter les conditions générales de son tarif.

La variété des forces et des applications a amené la variété des formes. Un opposant déterminé représente une force et une forme qui lui sont propres pour tout ce qui se rapporte à un individu pris isolément ; les exercices collectifs pratiqués par groupe donnent lieu à des modifications de forme et de résistance qui demandent plus d'amplitude.

En adressant une demande d'opposant à l'administration on devra, pour avoir la certitude de recevoir un opposant au dégré voulu, qui réponde aux services qu'on attend de lui indiquer l'âge, la taille, le tempérament de l'exécutant ;

Pour une école, dire si elle est primaire ou enfantine, secondaire ou d'adultes ;

Pour une famille, faire connaître si l'on doit y comprendre le père et la mère et si le tempérament dominant est lymphatique ou sanguin.

Nous rappelons que le système de l'opposant, pour être complet est composé de deux appareils, un fort et un faible.

IMP. NOIZETTE, 8, RUE CAMPAGNE-PREMIÈRE, PARIS